SUR

LES CAUSES PREMIÈRES

DES

MALADIES CHARBONNEUSES

SOCIÉTÉ NATIONALE D'AGRICULTURE DE FRANCE
SÉANCE DU 8 DÉCEMBRE 1880.

SUR

LES CAUSES PREMIÈRES

DES

MALADIES CHARBONNEUSES

PAR

M. MAGNE

MEMBRE DE LA SOCIÉTÉ.

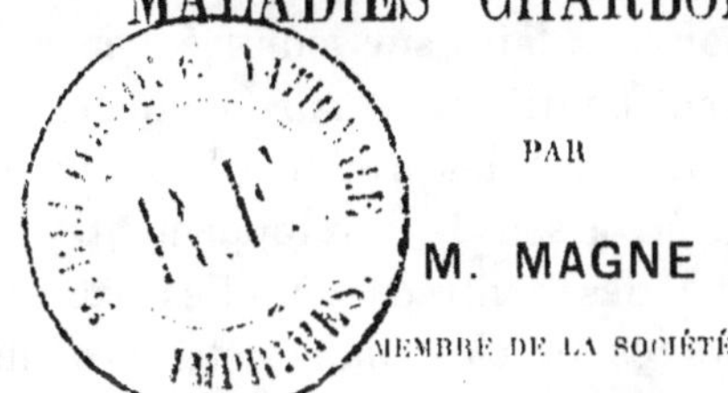

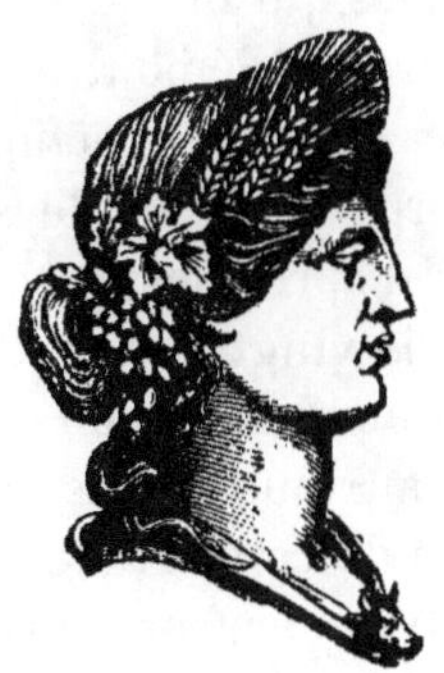

PARIS

IMPRIMERIE ET LIBRAIRIE DE Mme Ve BOUCHARD-HUZARD

JULES TREMBLAY, GENDRE ET SUCCESSEUR

RUE DE L'ÉPERON, 5.

1881

SUR

LES CAUSES PREMIÈRES

DES

MALADIES CHARBONNEUSES

I. — Les affections charbonneuses sévissent très inégalement sur la surface de la France, et les observations que nous pouvons faire sur leur fréquence ou sur leur rareté peuvent contribuer à faire connaitre sinon la nature de la cause qui les produit, du moins les circonstances qui en favorisent le développement.

La Beauce est une des contrées où elles exercent les plus grands ravages et c'est dans cette province qu'on a fait les études qui ont le plus contribué à faire connaitre leur nature, à démontrer les caractères qui les distinguent des autres affections avec lesquelles elles ont des rapports, du coup de sang, de la septicémie, etc. C'est d'après les recherches faites dans cette province depuis vingt ou trente ans, surtout pendant ces dernières années, qu'on a établi la théorie d'après laquelle on attribue exclusivement à une bactéridie la propagation de cette grave enzootie.

Pourquoi l'affection charbonneuse n'exerce-t-elle de grands ravages que dans quelques localités? Pourquoi la Beauce en souffre-t-elle plus que le Limousin, par exemple?

Si nous ne pouvions faire une pareille comparaison qu'entre ces deux provinces, la réponse serait assez facile. Nous pourrions supposer que, par suite de certaines habitudes propres aux habitants de l'une de ces provinces, par suite de la négligence des bergers du pays Chartrain, les bactéridies se sont multipliées dans les environs de Chartres à un tel point que les troupeaux ne peuvent pas éviter d'en ressentir les effets, tandis que dans les environs de Limoges rien de semblable ne s'est produit. On pourrait expliquer par des circonstances dues au hasard pourquoi le charbon règne dans le département d'Eure-et-Loir, tandis qu'il est rare ou inconnu dans celui de la Haute-Vienne.

On pourrait soutenir à la rigueur que ni le sol, ni les eaux, ni les plantes, ni l'atmosphère, ni la manière de loger et de nourrir les animaux n'exercent aucune influence et que le mal provient exclusivement des bactéridies qui, directement ou par l'intermédiaire des vers de terre ou des plantes, passent des animaux malades et des cadavres dans les animaux vivants et sains. Mais la question n'est pas aussi simple.

La différence que nous observons entre les deux provinces que je compare l'une à l'autre existe entre dix, vingt autres provinces. Et nous pouvons faire la même comparaison dans le nord et dans le midi de la France comme dans le centre, sur les plaines du niveau de la mer et sur les montagnes des Hautes-Pyrénées et des Hautes-Alpes, comme sur les plateaux et sur les collines de moyenne altitude.

Toujours nous voyons le charbon régner sur des sols provenant de formations géologiques relativement modernes, sur des sols qui ont pour base des terres essentiellement calcaires ou argilo-calcaires, sur des sols où les plantes de la famille des légumineuses peuvent être cultivées en prairies naturellement, c'est-à-dire sans amendements; des sols où prospère aussi le Froment; toujours nous le voyons régner dans des contrées où les sources sont rares, où les boissons des animaux laissent souvent à désirer pendant une partie de l'année.

Et quand les pays où la maladie est rare ont aussi entre eux de grandes ressemblances, qu'ils ont pour base des roches anciennes, que les terres sont essentiellement siliceuses, qu'elles sont propres surtout à produire du Seigle, qu'elles n'ont que des prairies arrosées et à base de graminées, que les sources y sont nombreuses et les petits ruisseaux relativement rapprochés les uns des autres, ne devons-nous pas reconnaître que le charbon a pour cause première un je ne sais quoi qui réside ou dans le sol, ou dans les eaux, ou dans les plantes, ou dans l'air! Que la bactéridie n'est elle-même qu'une cause secondaire provenant peut-être elle-même de ce je ne sais quoi !

Partout où les affections charbonneuses exercent de grands ravages, nous trouvons les mêmes conditions géologiques et souvent les mêmes pratiques agricoles et cela sous tous les climats et sur toutes les altitudes !

Ce n'est donc ni par le hasard, ni par des habitudes agricoles, ni par la manière dont est pratiquée l'hygiène vétérinaire, que nous pouvons expliquer la distribution des affections charbonneuses sur les diverses régions, sur les diverses communes de la France.

II. — Ces maladies ont pour cause première des microzoaires, ou des microphytes, ou des microbes, ou des ferments qui restent inertes dans les terrains ou dans les sols qui les contiennent, jusqu'au moment où des conditions de température, d'humidité en favorisent, en provoquent les effets, et alors ils produisent le charbon, si des animaux sur lesquels ils peuvent se développer, se rencontrent à leur portée.

Mais si on admet la spontanéité du charbon, on admet donc la possibilité des générations spontanées, nous a dit M. Pasteur, à la séance du 1er décembre, dans son intéressante communication! C'est cette proposition, cette objection anticipée faite à mon opinion, qui m'a engagé à vous soumettre la Note que j'ai l'honneur de vous communiquer dans ce moment.

Il est inutile d'introduire dans la question des affections charbonneuses, déjà assez compliquée par elle-même, ce que j'appellerai un sujet de discorde. Je qualifie ainsi la génération spontanée, parce qu'en raison de certaines conséquences philosophiques ou religieuses qu'on peut en déduire, qu'on en déduit même, elle passionne toujours ceux qui s'en occupent, soit pour la contester, soit pour la soutenir.

La génération spontanée n'a aucun rapport nécessaire avec la question des maladies contagieuses — du charbon, de la peste, de la fièvre jaune, du choléra, etc. — quelle que soit l'opinion que l'on professe sur l'origine de ces maladies. Je le démontrerai.

III. — Par ses ingénieuses expériences de culture des bactéridies, M. Pasteur s'est assuré que les microbes, après un certain nombre de générations, s'affaiblissent, perdent leurs propriétés virulentes, communiquent de moins graves maladies, ou même n'en communiquent plus, ce que notre ingénieux confrère attribue à l'épuisement de l'oxygène dans les vases où il pratique ses cultures ; et, faisant une application de sa découverte à ce que nous observons dans plusieurs maladies contagieuses, il pense que les virus qui propagent les grandes épidémies s'épuisent par la même cause.

On conçoit difficilement que des phénomènes résultant de l'altération de l'air dans des vases clos se produisent dans l'atmosphère ; mais ce qui est certain, c'est que les épizooties comme les épidémies disparaissent naturellement après avoir exercé leurs ravages pendant un temps plus ou moins long. Ainsi, la peste bovine, lors de ses apparitions dans nos contrées, attaque la plus grande partie des animaux des étables où elle pénètre et en fait périr le quart, la moitié et quelquefois plus, tandis que, après avoir régné pendant quelques mois, un an, elle en attaque un moins grand nombre et les malades guérissent généralement.

Le fait annoncé par M. Pasteur est donc général, mais l'explication donnée par notre éminent confrère est-elle fondée ?

Je crois plutôt qu'il est de la nature de certains virus, des virus des épidémies et des virus des épizooties, de s'affaiblir à mesure que leurs générations se succèdent ; ils produisent des maladies de moins en moins graves et enfin ils cessent d'en produire. La maladie, épidémie ou épizootie, disparaît, s'il n'y a pas dans le pays la cause *spéciale* qui lui avait donné, qui peut lui donner naissance.

Ainsi s'explique la formation du virus bénin produit par M. Pasteur et par M. Toussaint. L'affaiblissement des virus dans les laboratoires est une conséquence de leur nature et M. Pasteur a rendu un grand service en le constatant sur les poules, lors même que des conditions économiques ne permettraient pas d'utiliser la découverte, lors même qu'il n'y aurait jamais avantage à communiquer le choléra aux oiseaux et le charbon aux ruminants.

Je ne puis pas examiner cette question aujourd'hui et je me bornerai à ajouter que l'observation de M. Pasteur explique, jusqu'à un certain point, l'opinion des hommes célèbres, de Camper, de Vicq-d'Azir et de tant d'autres qui, dans le siècle dernier, pratiquaient l'inoculation de la peste bovine afin de rendre la maladie plus bénigne. Ce moyen a été abandonné de notre temps malgré les recommandations de Dupuy ; on conçoit qu'on ne veuille pas s'exposer à produire, pour un résultat problématique, incertain, de graves maladies ; mais si, au lieu de faire des expériences sur des bœufs et sur des moutons, on pouvait les faire dans des fioles à médecine, la question pourrait changer de face.

IV. — Les observations de M. Pasteur ont toutes leur importance. Ainsi la démonstration qu'il a faite de la présence des bactéridies dans les excréments du ver de terre peut mettre sur la voie de la découverte de la cause première du charbon.

Sans admettre que les bactéridies proviennent d'un cadavre enterré à 1 ou 2 mètres de profondeur, qu'elles peuvent se conserver pendant plusieurs années dans le sol et que l'annélide les ramène à la surface de la terre, il est intéressant de savoir que, dans quelques cas, les excréments du lombric terrestre contiennent du virus charbonneux. Il reste à savoir si ces bactéridies proviennent d'un cadavre enterré ou si elles ont pris naissance dans l'intestin de l'annélide, soit par l'éclosion des spores de la bactéridie, soit par la transformation ou par la métamorphose d'un microbe quelconque existant dans certains terrains.

C'est à ce point de vue que je considère la découverte de M. Pasteur comme étant d'un grand intérêt, car il me paraît difficile que les bactéridies puissent se conserver dans la terre pendant des années. S'il en était ainsi, s'il suffisait d'un cadavre charbonneux et d'un ver de terre pour perpétuer le charbon, la France entière serait couverte de *champs maudits*, car il n'y a peut-être pas une seule commune où l'on n'ait pas enterré des animaux ou des hommes morts du charbon. Comment pourrait-il se faire que cette maladie reste limitée à un nombre de localités relativement restreint ? Et surtout comment se ferait-il qu'elle se soit conservée toujours exclusivement dans des localités identiques par leur constitution géologique, quand les localités qui sont indemnes, ont une autre origine et sont les plus nombreuses et les plus étendues ?

Toutes les terres ne sont donc pas susceptibles de

devenir des *champs maudits*. Et, d'un autre côté, sommes-nous sûrs qu'on a enterré des cadavres charbonneux dans toutes les parties des fermes de la Provence, de la Beauce et de l'Ile-de-France qui mériteraient d'être appelées *maudites !* Mes observations ne sont pas assez précises pour répondre à cette question. J'ai plusieurs fois parcouru les départements de l'Eure, d'Eure-et-Loir, du Loiret, mais plutôt pour étudier l'élevage du cheval et la production du mouton que pour rechercher l'origine du sang de rate. Cependant je me rappelle qu'on m'a quelquefois désigné comme particulièrement dangereux des champs qui, en raison de leur éloignement des bâtiments de la ferme, ne devaient pas servir de cimetière pour les animaux morts ou n'en servaient que rarement. On cessait d'y pratiquer le parquage aussitôt que le sang de rate faisait son apparition dans le pays, tellement on est convaincu qu'ils peuvent engendrer la maladie !

V. — Nous profitons de l'inégalité du sol à produire le charbon pour préserver, pour guérir les troupeaux de la maladie ; nous les faisons passer des terres où ils la contractent dans celles où ils n'ont pas à en souffrir. Quand nous les avons déplacés, il arrive souvent qu'il meurt quelques animaux sur les pâturages où ils ont été conduits. On les enterre sans prendre aucune précaution particulière pour détruire le virus et cependant la maladie s'éteint, sans se propager. « Il « suffit de transporter le troupeau malade dans une « autre localité pour arrêter promptement le progrès « du mal. » (*Les maladies contagieuses*, par T. Garcin. Saint-Quentin, 1879).

On fait la même observation quand le charbon se déclare accidentellement dans une localité où il n'est pas spontané. Cela arrive assez souvent après des importations faites d'animaux par le commerce. On enterre les cadavres sans prendre aucune précaution et cependant la maladie s'éteint. Ce qu'on observe le plus souvent, ce sont des cas de charbon sur l'homme, des cas de pustule maligne, parce qu'on manie les cadavres sans précaution ; mais jamais on ne voit la maladie se généraliser, alors même qu'elle est communiquée à quelques animaux de la ferme où elle a été importée. Pourquoi dans ces circonstances ne se produit-il pas des *champs maudits*? Parce qu'il faut, pour que ces foyers d'infection se produisent, des circonstances locales qui, heureusement, sont assez rares en France.

Il arrive en petit, dans les circonstances que je signale, ce qui a lieu en grand pendant le règne des grandes épizooties et même pendant les épidémies importées. Les *champs maudits*·de nos cultivateurs sont, aux maladies charbonneuses, ce que le Gange est au choléra, ce que les fleuves de l'Orient sont à la peste, ce que le Mississipi est à la fièvre jaune, ce que les steppes de la Tartarie sont à la peste bovine.

Lorsque je vois la peste se développer sur les rives d'un fleuve où elle n'a pas été observée depuis des années, ou même où elle n'a jamais existé de mémoire d'homme, il me paraît plus naturel de l'attribuer à une matière figurée quelconque qui existe dans le limon de ce fleuve qu'à un virus provenant d'une personne pestiférée.

Il est encore difficile d'expliquer par l'action seule des bactéridies l'influence des saisons et des divers états de l'atmosphère sur la fréquence des maladies charbonneuses. Le charbon ne se montre pas également dans toutes les saisons et pendant tous les temps. Il existe, à cet égard, entre les mois de l'année, une différence que les médecins de l'antiquité avaient signalée pour les épidémies et que les vétérinaires, comme les médecins contemporains, signalent tous les jours. Ces maladies sont plus fréquentes et plus meurtrières en été et en automne qu'au printemps et qu'en hiver. N'est-ce pas parce que les êtres figurés qui sont les causes des affections charbonneuses pullulent en plus grande abondance pendant les chaleurs que dans les temps froids, et que lorsque de fortes pluies rendent les sources abondantes et les terres froides ? C'est ce qu'on observe constamment. — Nous savons cependant que la bactéridie charbonneuse se conserve plus long-temps dans les cadavres, dans le sang, pendant les temps froids que dans les grandes chaleurs. Il serait donc difficile d'attribuer à ce parasite la recrudescence du mal pendant les temps chauds.

VI. — Mais, étant admis que le charbon, le choléra des poules et probablement toutes les maladies conta-gieuses se propagent par des êtres animés, comment en expliquer l'origine spontanée, c'est-à-dire comment en expliquer l'origine directe, sans admettre la possibi-lité des générations spontanées ?

J'aurais compris cette objection, il y a trente ou quarante ans, mais je ne la concevrais plus de nos jours.

Aujourd'hui, quand nous savons que la trichinose est spontanée dans l'homme, en ce sens qu'elle peut se développer sans l'intervention d'une personne trichi-née ; que le cénure peut se développer dans le cerveau du mouton sans que le germe lui en soit communiqué par un autre mouton affecté de ce parasite ; que la ligule peut se développer dans les carpes et dépeupler les étangs sans que la cause provienne d'un autre poisson ; quand nous savons que la rouille du Blé *Uredo linearis* a pour cause l'*Œcidium berberidis* qui pousse sur l'Épine vivette ; quand tous ces faits et tant d'autres sont confirmés par tous les observateurs, ne pouvons-nous pas admettre que la bactéridie des affections charbonneuses peut se développer dans les animaux domestiques, sans que le germe du parasite microscopique provienne d'un de ces animaux ?

En ramenant ainsi la question à ce que nous savons positivement sur les maladies charbonneuses, en distinguant ce que nous connaissons des questions qui sont encore à résoudre, je crois être utile au progrès de l'hygiène vétérinaire.

La nature et la propriété contagieuses de ces affections sont des points jugés. On ne peut plus mettre en doute leur caractère parasitaire, ni la nécessité de la séparation, de l'isolement des malades, de la destruction du virus par l'enfouissement, par l'ébullition des cadavres et par la désinfection des étables.

Mais pourquoi ne pas reconnaitre qu'il reste encore des études à faire sur la cause première, sur l'origine du mal ; pourquoi ne pas dire aux cultivateurs qu'ils ont encore des observations à faire sur les conditions dans lesquelles se développe le fléau ; qu'ils peuvent, en observant bien, reconnaître que toutes leurs terres ne sont pas également *maudites* ; qu'ils peuvent reconnaître les plus malfaisantes, les éviter dans les époques critiques et prévenir ainsi les fortes mortalités qui leur occasionnent de si grandes pertes ? En un mot, pourquoi ne pas reconnaitre que les cultivateurs, les cliniciens ont encore des observations à faire, et les savants, les micrographes des champs à explorer et des secrets à dévoiler !

PARIS. — IMPRIMERIE DE Mme Ve BOUCHARD-HUZARD, RUE DE L'ÉPERON,
JULES TREMBLAY, GENDRE ET SUCCESSEUR.